BEI GRIN MACHT SICH IHR WISSEN BEZAHLT

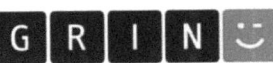

Gesundheitsverhalten und gesundheitliche Beschwerden von Angestellten. Quantitative Datenanalyse

Calvin Albrot

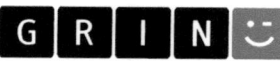

Bibliografische Information der Deutschen Nationalbibliothek:

Die Deutsche Nationalbibliothek verzeichnet diese Publikation in der Deutschen Nationalbibliografie; detaillierte bibliografische Daten sind im Internet über http://dnb.d-nb.de abrufbar.

ISBN: 9783346423764
Dieses Buch ist auch als E-Book erhältlich.

Druck und Bindung: Books on Demand GmbH, Norderstedt Germany
Gedruckt auf säurefreiem Papier aus verantwortungsvollen Quellen

Das vorliegende Werk wurde sorgfältig erarbeitet. Dennoch übernehmen Autoren und Verlag für die Richtigkeit von Angaben, Hinweisen, Links und Ratschlägen sowie eventuelle Druckfehler keine Haftung.

Das Buch bei GRIN: https://www.grin.com/document/1023778

Hausarbeit

Gesundheitsverhalten und gesundheitliche Beschwerden von Angestellten (Alternative C)

2021
Quantitative Datenanalyse

von
Calvin Albrot

Inhaltsverzeichnis

Abkürzungsverzeichnis

ANOVA	analysis of variance
BAuA	Bundesanstalt für Arbeitsschutz und Arbeitsmedizin
bzw.	beziehungsweise
etc.	et cetera
GDA	Gemeinsame Deutsche Arbeitsschutzstrategie
H0	Nullhypothese
H1	Alternativhypothese
IBM	International Business Machines Corporation
Mrd.	Milliarden
VBG	Verwaltungs-Berufsgenossenschaft
vgl.	vergleiche
vs.	versus
WHO	Weltgesundheitsorganisation

4

Abbildungs- und Tabellenverzeichnis

1 Einleitung

Die moderne Arbeitswelt ist durch die Globalisierung, die Digitalisierung und dem demografischen Wandel von hoher Dynamik geprägt. Unternehmen und Angestellte müssen sich dementsprechend in einer sich schnell verändernden Arbeitswelt zurechtfinden. Zum einen entstehen neue Chancen und Möglichkeiten für Unternehmen, zum anderen gibt es jedoch auch neue Herausforderungen, die das Wohlbefinden der Mitarbeiter gefährden können (vgl. Hirsch-Kreinsen & Wienzek, 2019, S. 21). Aus diesem Grund wird in der folgenden Ausarbeitung der Zusammenhang zwischen einem Arbeitsverhältnis und der Gesundheit näher beleuchtet. Dabei wird insbesondere untersucht, welche Arbeitsverhältnisse zu mehr gesundheitlichen Beschwerden führen, wie das durchschnittliche Gesundheitsverhalten deutscher Angestellten ist und welche Variablen dieses Gesundheitsverhalten signifikant beeinflussen.

1.1 Problemstellung

Ursprünglich wurden eher physische Gesundheitsrisiken der Arbeit betrachtet. In den letzten Jahren wurden jedoch ebenfalls psychosoziale Belastungen im Zusammenhang mit verbundenen gesundheitlichen Beeinträchtigungen in den Vordergrund gerückt (Janetzke & Ertel, 2017, S. 14). 2013 ergaben sich nach Schätzungen der Bundesanstalt für Arbeitsschutz und Arbeitsmedizin (BAuA) in Deutschland etwa 568 Millionen Arbeitsunfähigkeitstage (vgl. Uhle & Treier, 2015, S. 11). Fast 79 Millionen Arbeitsunfähigkeitstage sind allein der Diagnosegruppe „Psychische und Verhaltensstörung" zuzuschreiben. Insgesamt lässt sich daraus der volkswirtschaftliche Verlust auf rund 103 Mrd. Euro an Bruttowertschöpfung beziffern. Die Zahlen betonen die Dringlichkeit und den hohen Bedarf der Gesundheitsförderung am Arbeitsplatz bzw. der Analyse des Gesundheitsverhalten der Mitarbeiter, um die Arbeitsunfähigkeitstage reduzieren zu können. Denn „der gesunde und sich selbstregulierende Mensch ist die Voraussetzung für eine gesunde Arbeitswelt" (Uhle & Treier, 2015, S. 12).

1.2 Zielsetzung

Das Ziel der Ausarbeitung liegt unter anderem in der Untersuchung, inwiefern sich verschiedene Arbeitsverhältnisse auf die Anzahl der gesundheitlichen Beschwerden auswirken. Dabei werden folgende Variablen gegenübergestellt: Voll- vs. Teilzeitbeschäftigte, Büroarbeitsplatz vs. kein Büroarbeitsplatz sowie mit vs. ohne Führungsverantwortung. In diesem Zusammenhang werden dementsprechend Unterschiede, falls es welche zwischen den beiden Gruppen gibt, dargestellt und beschrieben. Ein weiteres Ziel liegt in der Berechnung eines durchschnittlichen Gesundheitsverhaltens deutscher Angestellter. Ausgehend von diesem Gesundheitsverhalten wird das Ziel verfolgt, mittels einer Regressionsanalyse zu prüfen, welche der Variablen Alter, Geschlecht, Branchengruppe und Führungsverantwortung einen signifikanten Beitrag zur Vorhersage des Gesundheitsverhaltens leisten. Für die dargestellten Ziele wird eine Sekundäranalyse eines vorhandenen Datensatzes mit 5000 Teilnehmern durchgeführt. Mittels verschiedener deskriptiver und inferenzstatistischer Verfahren werden die Ergebnisse anschließend dargestellt und interpretiert.

1.3 Aufbau der Hausarbeit

Nach der Einleitung in die Hausarbeit folgt der theoretische Teil. Dieser beinhaltet eine Übersicht der theoretischen Grundlagen und nimmt eine Begriffsbestimmung der relevanten Termini vor. In 2.1 wird anschließend über die gesundheitliche Lage in deutschen Unternehmen aufgeklärt. Neben der Darstellung der häufigsten gesundheitlichen Beschwerden wird ebenfalls Fachliteratur herangezogen, um erste mögliche Zusammenhänge zwischen den zu untersuchenden Beschäftigungsvariablen zu beschreiben. 2.2 beinhaltet die Zusammenfassung der wichtigsten Aspekte und formuliert auf deren Basis erste Hypothesen für die spätere inferenzstatistische Untersuchung. Im methodischen Teil wird zunächst in 3.1 eine Stichprobenbeschreibung der Daten vorgenommen. Anschließend geht es in 3.2 um die methodischen Grundlagen einer Datenanalyse. Darauf aufbauend werden methodisch-statistische Grundlagen der Regressionsanalyse in 3.3 beschrieben. Im letzten Unterkapitel des methodischen Teils werden die inferenzstatistischen Verfahren für die Auswertung der Ergebnisse beschrieben und deren Auswahl begründet. Im Ergebnisteil werden zunächst univariate deskriptive Statistiken der relevanten Variablen dargestellt. Danach folgt in 4.2 die Untersuchung von gesundheitlichen Beschwerden in Abhängigkeit verschiedener Beschäftigungsvariablen. 4.3 stellt kurz das berechnete durchschnittliche Gesundheitsverhalten dar, während in 4.4 mittels einer multiplen linearen Regressionsanalyse die Vorhersage des Gesundheitsverhaltens untersucht wird. Der letzte Teil der Hausarbeit beinhaltet eine Diskussion. In 5.1 wird eine Interpretation der Ergebnisse vor dem theoretischen Hintergrund vorgenommen. 5.2 beschäftigt sich mit der methodischen Reflexion der Gütekriterien, während in 5.3 praktische Handlungsempfehlungen sowie ein Ausblick gegeben wird.

2 Theoretische Grundlagen

Laut der WHO (1948) wird Gesundheit „als Zustand des vollkommenen körperlichen, sozialen und geistigen/seelischen Wohlbefindens und nicht nur als das Freisein von Krankheit/Gebrechen" beschrieben. Nach diesem Verständnis werden sowohl psychische als auch physische Aspekte berücksichtigt und Gesundheit als ein komplexes Konstrukt dargestellt. In diesem Zusammenhang wird deutlich, dass ein „vollkommenes Wohlbefinden" möglicherweise schwierig zu erreichen ist. Allerdings hängt Gesundheit oft zu einem großen Teil von dem gezeigten Gesundheitsverhalten ab. Aus diesem Grund spielt das aktive Eingreifen des Individuums bei der Prävention bzw. Vorbeugung eines Krankheitsentstehens eine große Rolle.

Es gibt zahlreiche bidirektionale Zusammenhänge von Arbeit und Gesundheit. Zum einen hat Arbeit spezifische Auswirkungen auf die Gesundheit und zum anderen ist Gesundheit eine Voraussetzung, um arbeitsfähig zu sein. Dabei gibt es direkte und indirekte Auswirkungen, die die Gesundheit sofort oder erst nach einer Weile negativ, aber auch positiv beeinflussen können (Eurofound, 2017, S. 109). Auf der einen Seite kann Arbeit im Zusammenhang mit gesundheitlichen Beschwerden wie Rücken-, Kopfschmerzen oder Erschöpfung stehen. Auf der anderen Seite können einige Aspekte ebenfalls zu einem positiven Wohlbefinden beitragen: Dazu zählt das Einkommen und die Sicherheit, die gewährleistet werden, interpersonelle Beziehungen, Möglichkeiten zur persönlichen Weiterentwicklung sowie die Erfüllung und der Selbstausdruck. Darüber hinaus formt Arbeit meistens den sozioökonomischen Status der Person, welcher wiederum als einer der Hauptdeterminanten bei Gesundheit und gesundheitlichen Ungleichheiten identifiziert wurde (Eurofound, 2017, S. 110).

2.1 Gesundheit in deutschen Unternehmen

Laut dem ersten „Fehlzeiten-Report" (1999) wurden folgende gesundheitliche Beschwerden am häufigsten im Zusammenhang mit der Arbeit festgestellt:

- Schmerzen im unteren Rücken, Kreuzschmerzen (37%)
- Schmerzen im Nacken, Schulterbereich (28%)
- Allgemeine Müdigkeit, Erschöpfung (19%)
- Kopfschmerzen (17%)
- Schmerzen in Armen und Händen (12%)
- Nervosität oder Reizbarkeit (12%)
- Schlafstörungen (8%)
- Magen, Verdauungsbeschwerden (5%) (Jansen, 1999, S. 28).

Daraus lässt sich schließen, dass Erwerbstätigkeit eine Gesundheitsgefahr darstellen kann, wobei die Arbeitsbedingungen eine zentrale Rolle spielen (vgl. Hünefeld, 2016, S. 14). Fast alle gesundheitlichen Beschwerden auf der Arbeit stehen in Verbindung mit der physischen oder sozialen Umgebung des Angestellten (Eurofound, 2017, S. 110). Aus diesem Grund werden nachfolgend Belastungen der drei Beschäftigungsvariablen Arbeitszeit, Arbeitsort (Büroarbeitsplatz) und Führungskraft mit Personalverantwortung näher beschrieben und anschließend auf das individuelle Gesundheitsverhalten eingegangen.

Demnach gilt die **Arbeitszeit** als eine der wesentlichen psychischen Belastungen im Bereich der Arbeitsorganisation. Es wurde festgestellt, dass sich die Dauer der Arbeitszeit auf Herzbeschwerden und Schlafprobleme auswirken kann. In zwei Studien wurde veranschaulicht, dass Herzkrankheiten und Schlafprobleme kontinuierlich mit der Dauer der Wochenarbeitszeit zunehmen. Dies gilt ebenfalls für andere gesundheitliche Beeinträchtigungen wie Muskel-Skelett-Beschwerden (Rückenschmerzen etc.) sowie psycho-vegetative Beschwerden (Stress, Ängstlichkeit, Kopfschmerzen) (vgl. Paridon, 2015, S. 2). Generell wurde abhängig von der Arbeitszeit außerdem ein höherer Alkoholkonsum, verstärktes Rauchen, eine Gewichtszunahme und eine generell höhere Mortalität festgestellt. Zu einem ähnlichen Ergebnis kam das Sixth European Working Conditions Survey (2017): die Befragten klagten über mehr gesundheitliche Probleme, je höher die Arbeitsstunden waren (20 oder weniger Stunden; 16%, 34 oder weniger Stunden; 19%, 35 oder mehr Stunden; 28% und 48 oder mehr Stunden; 35%) (S. 56). Ein weiteres Problem ist, dass Menschen mit einer hohen Arbeitszeit doppelt so häufig dazu tendieren, die Arbeit aufzusuchen, obwohl sie krank sind, woraufhin keine schnelle Genesung gewährleistet werden kann und sich die gesundheitlichen Probleme langfristig auswirken können (Eurofound, 2017, S. 63).

Ein weiterer Risikofaktor kann von dem **Arbeitsort** ausgehen. In Deutschland verbringen etwa 17 Millionen Menschen ihren Arbeitstag im Büro (BAuA, 2010, S. 3). Dabei handelt es sich um keine belastungsarme Tätigkeit – mittlerweile verzeichnen die kaufmännisch-verwaltenden Berufe sogar die größte Zahl von krankheitsbedingten Ausfalltagen (BAuA, 2010, S. 4). Zu den häufigsten gesundheitlichen Beschwerden im Büro zählen Erkrankungen des Muskel-Skelett-Systems und Verspannungen (meistens im Nacken-Schulter-Bereich und in den Armen) aufgrund der statischen Haltearbeit und der geringen Bewegung (VBG, 2018, S. 7). Außerdem wird besonders häufig über Kopfschmerzen, Erschöpfung und Rückenschmerzen geklagt. Eine wesentliche Ursache der Rückenbeschwerden ist die einseitige Beanspruchung des Stütz- und Bewegungsapparates durch stundenlanges Sitzen (BAuA, 2010, S. 9). Heutzutage verbringt der durchschnittliche Büromensch über 80% seiner Arbeitszeit hinter dem Schreibtisch kauernd. Demnach wurde herausgefunden, dass Bankangestellte oder Beamte z. B. häufiger am Rücken erkranken als Bauarbeiter, die höheren körperlichen Belastungen ausgesetzt sind (Kuhn & Sommer, 2004, S. 9). Bildschirmarbeitsplätze im Büro mit einer schlechten Beleuchtung können ebenfalls Augenbeschwerden hervorrufen und die allgemeine Leistungsfähigkeit und Motivation der Beschäftigten verringern. Arbeitsplätze mit hohen Helligkeitsunterschieden führen zu Nervosität, Ermüdung sowie Kopfschmerzen. Dies ist in Anbetracht der Tatsache, dass heute immer noch ca. 80% aller Arbeitsplätze im Büro eher unterbelichtet sind, ein sehr großes Problem (BAuA, 2010, S. 13.). Außerdem handelt es sich bei einigen Bürojobs um eher monotone Tätigkeiten. Eine Untersuchung hat festgestellt, dass die Zahl der Ausfalltage durch Erkrankungen des Magen-Darm-Bereichs, des Herz-Kreislauf-Systems sowie infolge psychischer Erkrankungen steigt, je monotoner die Arbeit gestaltet ist (BAuA, 2010, S. 5).

Es gibt eine Reihe von psychischen Belastungen, die mit psychischen Erkrankungsrisiken nachweislich in Zusammenhang stehen. Von diesen sind **Führungskräfte mit Personalverantwortung** besonders häufig betroffen – lange Arbeitszeiten, hohe Arbeitsintensität, Rollenkonflikte aufgrund der hierarchischen Position sowie Konflikte zwischen dem Berufs- und Privatleben wurden als zentrale Belastungsquellen mit potenziellem Gesundheitsrisiko identifiziert (Zimber & Hentrich, 2015, S. 6). Dabei stellt die Arbeitsintensität den mit Abstand größten Belastungsfaktor dar, gefolgt von emotionalen Anforderungen. Depressive Symptome wurden von Führungskräften insgesamt häufiger genannt als in der Allgemeinbevölkerung – eine deutlich erhöhte Verbreitung war im subklinischen Störungsbereich zu beobachten. Dazu zählen Schwierigkeiten, ein- oder durchzuschlafen bzw. vermehrter Schlaf sowie Müdigkeit und Energielosigkeit (Zimber & Hentrich, 2015, S. 15). Das Risiko für emotionale Erschöpfung ist bei Führungskräften ebenfalls als erhöht zu bewerten (Zimber & Hentrich, 2015, S. 16). Der Eurofound Bericht (2017) zeigte, dass Manager und Führungskräfte überdurchschnittlich häufig Probleme mit Kopfschmerzen und sogenanntem „Eyestrain" sowie einer generellen Erschöpfung haben. Unter den anderen Anstellungsformen wurden bei ihnen ebenfalls die höchsten Werte im Bereich der Ängstlichkeit und bei Schlafproblemen festgestellt. Des Weiteren machen sie sich am meisten Sorgen um die Arbeit, sind am häufigsten zu müde für Haushaltarbeiten und haben aufgrund des Jobs keine Zeit für die Familie (Eurofound, 2017, S. 118). Führungskräfte mit Personalverantwortung sind dementsprechend in einer sich schnell verändernden und dynamischen Arbeitswelt in einer schwierigen Position, in welcher sie sich ständig an neue Anforderungen anpassen und die Mitarbeiter motivieren müssen.

„Die Komplexität der Führungsaufgabe wächst rasant, allerdings ohne dass mehr Zeit zum Führen an sich als Ressource zur Verfügung gestellt würde" (Uhle & Treier, 2015, S. 31).

Das **individuelle Gesundheitsverhalten** der Angestellten kann zur Prävention des Krankheitsentstehens beitragen. Dabei sollten eine gesunde Ernährung, genug körperliche Aktivität, ein geringer Alkoholkonsum und ein angemessener Umgang mit Stress berücksichtigt werden (Robert Koch-Institut, 2016, S. 13). Im Kontext der Anstellung müssen ebenfalls Gesundheitsvorschriften eingehalten und auf eine eigenverantwortliche Vorsicht geachtet werden. Laut einer Statista-Umfrage (2019) achten abhängig von der Altersklasse 57,6%-77% der Teilnehmer auf eine krankheitsvorbeugende Lebensweise, wobei ältere Menschen eher dazu tendieren auf eine gesunde Lebensweise zu achten als jüngere (siehe Anhang 1). Bezüglich der Einhaltung von Gesundheitsvorschriften wurden keine Ergebnisse gefunden.

2.2 Zusammenfassung und Ableitung der Hypothesen

Zusammenfassend lässt sich sagen, dass eine Anstellung zu einem Risikofaktor für die Gesundheit werden kann. Viele deutsche Angestellte klagen über gesundheitliche Beschwerden, die im Zusammenhang mit der Arbeit auftreten. Dabei stehen besonders Schmerzen in unterschiedlichen Bereichen (Rücken, Nacken, Kopf und Arme) sowie psychische Beeinträchtigungen (Erschöpfung, Schlafprobleme und Depressionen) im Vordergrund. Die hohe Anzahl der Arbeitsunfähigkeitstage schadet der Volkswirtschaft ebenfalls immens. Aus diesem Grund ist eine statistische Annäherung hilfreich, um mögliche Zusammenhänge bezüglich Beschäftigungsvariablen und gesundheitlicher Beschwerden untersuchen zu können. Des Weiteren kann dadurch eine Vorhersage des Gesundheitsverhaltens mittels verschiedener Variablen getroffen werden. In der Inferenzstatistik werden in der Regel Hypothesen aufgestellt, die hinsichtlich Signifikanz geprüft werden sollen. Dabei gibt es eine Nullhypothese H0 und eine Alternativhypothese H1. Auf die Grundlagen der Hypothesenprüfung wird im methodischen Teil genauer eingegangen. Nichtsdestotrotz werden nun die zu überprüfenden Hypothesen aus dem theoretischen Teil abgeleitet.

Die dargestellte Literatur deutet darauf hin, dass es Unterschiede bei verschiedenen Beschäftigungsvariablen und der Anzahl der gesundheitlichen Beschwerden gibt. Es wurde unter anderem beschrieben, dass die gesundheitlichen Beeinträchtigungen steigen, je höher die Anzahl der wöchentlichen Arbeitsstunden ist. Demnach gilt:

H0 = Es gibt keine Unterschiede zwischen Voll- und Teilzeitbeschäftigten und der Anzahl der gesundheitlichen Beschwerden

H1 = Es gibt Unterschiede zwischen Voll- und Teilzeitbeschäftigen und der Anzahl der gesundheitlichen Beschwerden.

Büroarbeit kann aufgrund der statischen Haltung und häufig noch schlechten Beleuchtung besonders gefährdend sein. Demnach gilt:
H0 = Es gibt keine Unterschiede zwischen Büroarbeitsplatz vs. kein Büroarbeitsplatz und der Anzahl der gesundheitlichen Beschwerden
H1 = Es gibt Unterschiede zwischen Büroarbeitsplatz vs. kein Büroarbeitsplatz und der Anzahl der gesundheitlichen Beschwerden.

Letztlich haben Führungskräfte mit Personalverantwortung eine besonders hohe Arbeitsintensität und weitere Faktoren deuten darauf hin, dass sie einigen Risikofaktoren ausgesetzt sind. Demnach gilt:
H0 = Es gibt keine Unterschiede zwischen Angestellten mit Personalverantwortung vs. ohne Personalverantwortung und der Anzahl der gesundheitlichen Beschwerden
H1 = Es gibt Unterschiede zwischen Angestellten mit Personalverantwortung vs. ohne Personalverantwortung und der Anzahl der gesundheitlichen Beschwerden.

Obwohl erste Vermutungen über die Häufigkeitsverteilung der unterschiedlichen Gruppen genannt wurden, bleiben die Hypothesen aufgrund des begrenzten Umfangs des theoretischen Teils bewusst ungerichtet formuliert.

3 Methodik

Das folgende Kapitel behandelt die empirische Analyse des vorliegenden Datensatzes. Hierfür wird zunächst eine Stichprobenbeschreibung vorgenommen und die methodisch-statistischen Grundlagen der Datenanalyse und einer Regressionsanalyse dargestellt. Anschließend werden inferenzstatistische Verfahren für die Auswertung der Ergebnisse betrachtet und erläutert, welche Methoden für die Zielsetzung der Hausarbeit am besten geeignet sind. Für die Bearbeitung und Analysen im Datensatz wird die Statistik- und Analyse-Software SPSS von der Softwarefirma IBM verwendet.

3.1 Stichprobenbeschreibung

Der zu analysierende Datensatz stammt aus einer Befragung von 5000 in Deutschland Beschäftigten und wurde im Zeitraum Juni bis August 2015 im Rahmen der Dachevaluation der Gemeinsamen Deutschen Arbeitsschutzstrategie (GDA) von Infratest durchgeführt. Dabei erfolgte die Stichprobenziehung als mehrstufige Zufallsauswahl sowie disproportional nach Ländern, um auch kleinere territoriale Einheiten zu berücksichtigen (Sommer & Schmitt-Howe, 2018).

An der Befragung haben 2914 Frauen (58,3%) und 2086 Männer (41,7%) teilgenommen (siehe Anhang 2). Nachdem in dem Datensatz einige Extremwerte und unrealistische Angaben beim Alter (z. B. 9999 Jahre) ausgeschlossen wurden, ergeben sich folgende Werte: Der jüngste Teilnehmer ist 15 Jahre und der älteste Teilnehmer 80 Jahre alt, was eine Spannweite von 65 Jahren ergibt. Dabei handelt es sich jedoch um Ausreißer, weil das Durchschnittsalter (der Mittelwert) bei den Befragten bei 47,24 Jahren liegt. Des Weiteren ist eine Standardabweichung von 10,4 Jahren zu beobachten. Der Wert, der am häufigsten angegeben wurde (Modus), liegt bei 52 Jahren (siehe Anhang 3).

3.2 Methodische Grundlagen der Datenanalyse

Wissenschaftliche Fragestellungen lassen sich meistens nur auf Basis empirischer Daten beantworten. In der Regel steht man daher vor einem großen Datensatz, über welchen sich ein Überblick verschafft werden muss. Hierfür wird im ersten Schritt die deskriptive bzw. „beschreibende" Statistik verwendet. Sie dient insbesondere der Veranschaulichung der wesentlichen Aspekte des Datensatzes (Janczyk & Pfister, 2015, S. 1). Dementsprechend beinhaltet sie „alle Verfahren, mit denen sich durch die Beschreibung von Daten einer Grundgesamtheit Informationen gewinnen lassen" (Cleff, 2015, S. 4). Diese beinhalten z. B. die Erstellung von Tabellen und Grafiken sowie die Berechnung deskriptiver Kennzahlen bzw. Parametern. Zu den sogenannten Lagemaßen gehört unter anderem das Arithmetische Mittel (der Mittelwert) und der Modus. Dabei ist zu beachten, dass sich einige Lagemaße nur in Abhängigkeit des Skalenniveaus berechnen lassen. Es gibt die Nominalskala, die Ordinalskala, die

Intervallskala sowie die Verhältnis-/Absolutskala. Während bei der Nominalskala nur der Modus berechnet werden kann, lässt sich in der Intervallskala ebenfalls das Arithmetische Mittel berechnen (Kosfeld, Eckey & Türck, 2016, S. 67). Dementsprechend ist es besonders wichtig, die richtigen Skalenniveaus für die Berechnungen und Interpretationen zu bestimmen, da es sonst zu irreführenden Ergebnissen kommen kann. Ein weiterer wichtiger Bestandteil der deskriptiven Statistik sind die sogenannten fehlenden Werte, die außerhalb des Wertebereichs liegen. Fehlende Werte lassen sich häufig innerhalb der Antwortoptionen („Ich weiß nicht" oder „Keine Angabe") finden. Es gibt diverse Gründe für solche Werte, wie z. B. die bewusste Antwortverweigerung oder eine unentschlossene Meinung (Cleff, 2015, S. 23). Viel wichtiger ist der Umgang mit solchen Werten: bei den Analysen müssen sie gekennzeichnet bzw. „bereinigt" werden, um die Ergebnisse nicht zu beeinflussen.

Mithilfe der deskriptiven Statistik können allerdings nur Aussagen über den erhobenen Datensatz getroffen werden. Die Inferenzstatistik hingegen schließt anhand von Stichprobendaten auf Populationsverhältnisse und spielt dementsprechend eine zentrale Rolle bei der Datenanalyse. Dabei werden häufig „Hypothesen zu Relationen zwischen Variablen in der Population geprüft" (Döring & Bortz, 2016, S. 612). Es gibt Unterschieds-, Zusammenhangs-, Veränderungs- und Einzelfallhypothesen, für welche unterschiedliche inferenzstatistische Verfahren in Abhängigkeit der zu untersuchenden Fragestellung zur Verfügung stehen (Döring & Bortz, 2016, S. 613). Das grundlegende Vorgehen im Kontext des statistischen Testens besteht in der Formulierung zweier gegensätzlicher und sich einander ausschließender Hypothesen. Demnach gibt es immer einer Nullhypothese H0 („Negativhypothese") und eine gegensätzliche Alternativhypothese H1 („Positivhypothese"). In der Negativhypothese wird davon ausgegangen, dass es keine Mittelwertunterschiede oder Zusammenhänge in der Population gibt. Die Alternativhypothese steht komplementär zu der Nullhypothese und beschreibt den Unterschied oder Zusammenhang einer Population und sollte entsprechend mit Fachliteratur oder Vorstudien begründet werden (Leonhart, 2017, S. 57). In der Praxis werden häufig klassische Signifikanztests eingesetzt, welche die Entscheidung für eine der beiden Hypothesen ermöglichen. Dabei werden die Daten gegen ein Nullhypothesen-Modell bzw. H0-Modell getestet, demgemäß kein Effekt in der Population besteht (Döring & Bortz, 2016, S. 614). Sollten die Daten gut zum H0-Modell passen, ist das Ergebnis statistisch nicht signifikant, woraufhin die Alternativhypothese als nicht bestätigt gilt. Wenn die Daten nicht gut zum Nullhypothesenmodell passen und die Irrtumswahrscheinlichkeit kleiner oder gleich 5% ist (Signifikanzniveau), so kann das Ergebnis als statistisch signifikant interpretiert werden und die Alternativhypothese gilt als vorläufig bestätigt.

3.3 Methodisch-statistische Grundlagen zur Regressionsanalyse

Bei der Regressionsanalyse handelt es sich um ein inferenzstatistisches Verfahren mit umfassenden Anwendungsmöglichkeiten und einer großen Verbreitung (Stoetzer, 2017, S. 3). In dieser Methode werden Ursache-Wirkungszusammenhänge mindestens zweier (bivariat) und meistens mehrerer (multipler) Variablen untersucht. Die multiple lineare Regressionsanalyse ist in den Sozial- und Wirtschaftswissenschaften eine unverzichtbare Forschungsmethode, da nur selten monokausale Phänomene untersucht werden (Baltes-Götz, 2019, S. 82). Ziel ist es, eine oder mehrere unabhängige Variablen (Prädiktoren) zu definieren, mit deren Hilfe eine abhängige Variable (Kriterium) prognostiziert bzw. vorhergesagt werden kann. Demnach spezifiziert die Regressionsanalyse „einen bestimmten Zusammenhang zwischen den vorhandenen Variablen, das heißt nimmt an, dass die abhängige Variable eine Funktion der unabhängigen ist" (Stoetzer, 2017, S. 16).

Das Modell der multiplen linearen Regression muss in der Praxis einige Voraussetzungen erfüllen. Demnach müssen die Variablen intervallskaliert sein, es muss eine Linearität des Zusammenhangs erkennbar sein, es muss sich um eine Zufallsstichprobe handeln, Homoskedastizität muss gewährleistet werden und es darf keine Multikollinearität vorherrschen (Universität Zürich, 2020). Diese Voraussetzungsprüfungen werden aufgrund des begrenzten Umfangs in der Hausarbeit allerdings nicht durchgeführt. Vor einer multiplen Regressionsanalyse sollten deskriptive Statistiken über die einzelnen Variablen gegeben werden. Außerdem sollten im besten Fall bivariate Korrelationen der unterschiedlichen Variablen berechnet werden, worauf hier jedoch verzichtet wird.

Es gibt einige Gründe, die für die Anwendung der linearen Regression sprechen: Regressionsmodelle sind einfach zu schätzen und oft sind Beziehungen in der Realität annähernd linear. Außerdem können die Variablen geeignet transformiert werden, wenn es nichtlineare Zusammenhänge gibt (Kosfeld, Eckey & Türck, 2016, S. 226).

3.4 Inferenzstatistische Verfahren für die Auswertung der Ergebnisse

Die Inferenzstatistik verfügt über diverse Verfahren, die dabei helfen sollen, Aussagen über die dahinterstehende Population abzuleiten. Welches Verfahren geeignet ist, hängt dabei maßgeblich von der zugrundeliegenden Fragestellung und von verschiedenen Parametern des Datensatzes, wie dem Skalenniveau, ab. Dieses Unterkapitel stellt den sukzessiven Vorgang bei der Auswahl des „richtigen" Verfahrens dar und erläutert anschließend, weshalb diese Methoden verwendet werden.

Die Methode der statistischen Hypothesenprüfung wird in Kombination mit dem klassischen Signifikanztest in der vorliegenden Hausarbeit eingesetzt, weil sie sich dafür eignet, Unterschiede bei der Anzahl der gesundheitlichen Beschwerden und den verschiedenen Beschäftigungsvariablen zu untersuchen. Demgemäß werden die Ergebnisse gegen das Nullhypothesen-Modell geprüft. Dabei ist es wichtig, ein Signifikanzniveau für alle Tests festzulegen – hierfür wird das allgemein gültige Niveau von 0,05 verwendet. SPSS ermöglicht die Ausgabe eines exakten p-Wertes, auf dessen Basis man sich für eine der beiden Hypothesen entscheiden kann (Janczyk & Pfister, 2015, S. 48). Der folgende statistische Entscheidungsbaum dient als Orientierung für die weitere Auswahl des geeigneten Testverfahrens (siehe Abbildung).

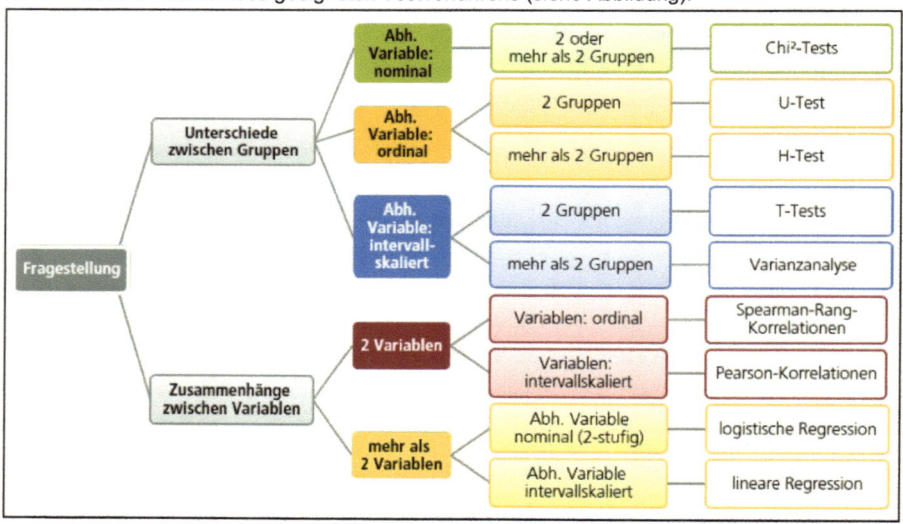

Abbildung 1: Statistischer Entscheidungsbaum für inferenzstatistische Verfahren (Quelle: Budischewski, Ornau & Tausch, 2019, S. 56)

In der ersten Analyse soll überprüft werden, ob es Unterschiede hinsichtlich der Anzahl gesundheitlicher Beschwerden und verschiedener Beschäftigungsvariablen gibt. Dabei impliziert die Fragestellung, dass Unterschiede zwischen Gruppen untersucht werden. Aus diesem Grund wird der „obere Weg" des Entscheidungsbaums gewählt. Anschließend gilt es zu überprüfen, wie die abhängige Variable skaliert ist. In diesem Beispiel ist die Häufigkeit der gesundheitlichen Beschwerden die abhängige Variable und die individuelle Beschäftigungsform die unabhängige Variable. Dementsprechend kommt die Ordinalskala oder die Intervallskala als Skalenniveau in Frage. Die Antwortoptionen „Fast immer", „Eher häufig". „Eher selten" und „Fast nie" aus dem Fragebogen (siehe Anhang 4) sind jedoch Charakteristika einer Unipolaren Ratingskala (vgl. Döring & Bortz, 2016, S. 245). Bei der praktischen Anwendung wird in der Regel davon ausgegangen, dass die Stufen der Ratingskala gleiche Abstände haben, woraufhin sie eine Intervallskala bilden, also metrisch skaliert sind (vgl. Döring & Bortz, 2016, S. 245). Demzufolge wird der „untere Weg" gewählt. Da in der Analyse nur zwei Gruppen untersucht werden, gelangt man für die Auswahl des inferenzstatistischen Verfahrens zu dem t-Test, weshalb dieser für die Auswertung verwendet wird. Bei den t-Tests handelt es sich um eine Familie statistischer Tests – welcher Test angemessen ist, richtet sich nach dem Untersuchungsdesign (Janczyk & Pfister, 2015, S. 41). Bei der vorliegenden Hausarbeit wird der t-Test für unabhängige Stichproben verwendet, weil jeweils zwei verschiedene Gruppen gegenübergestellt werden. Dieser t-Test überprüft, „ob eine empirische Mittelwertsdifferenz auch für Unterschiede der Populationsmittelwerte spricht" (Cleff, 2015, S. 41). Dabei gibt es Voraussetzungen, die bei dem Verfahren berücksichtigt werden müssen: Die Stichproben müssen zufällig gezogen sein, was durch das Versuchsdesign sichergestellt wurde (vgl. Sommer & Schmitt-Howe, 2018). Des Weiteren sollte das Merkmal in der Population normalverteilt sein, was mithilfe des Kolmogorov-Smirnov Tests in SPSS berechnet werden kann (Budischewski, Ornau & Tausch, 2019, S. 67). Außerdem dürfen die Varianzen in den beiden Gruppen nicht signifikant voneinander abweichen. Der Varianzvergleich zur Untersuchung der Varianzhomogenität wird automatisch mit dem Levene-Test in SPSS überprüft. Eine weitere Voraussetzung liegt in der Erfüllung einer Intervallskala, welche bei der Analyse gegeben ist. Sollte eine oder mehrere dieser Voraussetzungen nicht erfüllt sein, dann ist die Bestimmung der exakten Verteilung nicht möglich und der t-Test verhält sich „liberal" – dementsprechend steigt die Wahrscheinlichkeit einer fehlerhaften Entscheidung für die H1. Allerdings verhält sich der t-Test insgesamt recht robust gegenüber Verletzungen dieser Voraussetzungen (Janczyk & Pfister, 2015, S. 50). Verletzungen der Normalverteilungsannahme sind z. B. ab Stichprobenumfänge von n > 30 unkritisch. Nachdem überprüft wurde, ob es Unterschiede zwischen den Mittelwerten gibt, wird mit der Formel für Effektstärke berechnet, wie groß die Effekte sind. Dabei berechnet sich Cohen's d zur Effektstärke folgendermaßen:

$$\frac{\bar{x}_A - \bar{x}_B}{s_{AB}}$$

Dementsprechend wird der zweite Mittelwert von dem ersten subtrahiert und anschließend durch die Standardabweichung geteilt.

Wenn d = 0.2 ist, dann liegt ein kleiner, mit d = 0.5 ein mittlerer und mit d = 0.8 ein großer Effekt vor (vgl. Janczyk & Pfister, 2015, S. 80).

Für die Untersuchung mittels des t-Tests waren lediglich die Antwortoptionen 1. „fast immer", 2. „eher häufig", 3. „eher selten" und 4. „fast nie" relevant. Aus diesem Grund werden die anderen Antwortmöglichkeiten 7. „Nicht sicher ob arbeitsbedingt", 8. „Weiß nicht" und 9. „Keine Angabe" als fehlende Werte definiert und von den Ergebnissen ausgeschlossen.

Die multiple lineare Regressionsanalyse eignet sich besonders gut zur Untersuchung, welche Variablen einen signifikanten Beitrag zur Vorhersage des Gesundheitsverhaltens leisten, weshalb diese ebenfalls als inferenzstatistisches Verfahren eingesetzt wird. Bei der Interpretation werden folgende Werte betrachtet: Die Signifikanz, um zu prüfen, ob dieses Modell überhaupt geeignet ist und das R-Quadrat, welches aussagt, wie viel Prozent der Varianz mit dem Modell erklärt werden können. Zum Schluss werden die Regressionskoeffizienten interpretiert, um Aussagen darüber treffen zu können, welche Variablen wie das Gesundheitsverhalten beeinflussen bzw. vorhersagen können. Bei der Interpretation muss eine Besonderheit beachtet werden, da es sich bei drei der Variablen um binäre Nominalskalen handelt, nachdem die anderen Antwortoptionen als fehlende Werte definiert wurden: SPSS bezieht den ausgegebenen Wert immer auf die Referenzkategorie. Bei der Analyse lauten diese a) Geschlecht: „männlich", b) Branchengruppen: „Landwirtschaft und Produktion" und c) Führungskraft mit Personalverantwortung: „Ja". In den Ergebnissen werden diese für den Überblick jedoch nochmal genannt.

4 Ergebnisteil

Das folgende Kapitel beinhaltet die Ergebnisse der dargestellten Analysen. Demzufolge werden zunächst univariate Deskriptivstatistiken zu den später bei den inferenzstatistischen Analysen verwendeten Variablen dargestellt. Anschließend folgt der Einsatz des t-Tests bei den genannten Variablen, um Rückschlüsse von der Stichprobe auf die Population ziehen zu können. Im nächsten Schritt wird eine neue Variable für das durchschnittliche Gesundheitsverhalten der Mitarbeiter berechnet. Diese ist für die darauffolgende Regressionsanalyse zur Vorhersage des Gesundheitsverhaltens relevant.

4.1 Univariate deskriptivstatistische Ergebnisse

Die Erstellung von Grafiken und die Beschreibung von eindimensionalen (univariaten) Häufigkeitsverteilungen ist Gegenstand dieses Kapitels. Bei den Variablen handelt es sich um ein Nominalskalenniveau, weshalb der Einsatz von Kreisdiagrammen sinnvoll ist (vgl. Kosfeld, Eckey & Türck, 2016, S. 44).

Beschäftigungsstatus [W15A107]: Mit der Variable wird der Beschäftigungsstatus der Befragten erfasst. Im folgenden Kreisdiagramm werden lediglich die Werte „voll erwerbstätig" und „in Teilzeit beschäftigt" veranschaulicht, da nur diese von Interesse sind. Dementsprechend wurden die Antwortoptionen „Weiß nicht" und „keine Angabe" als fehlende Werte markiert und ausgeschlossen. Bei 165 fehlenden Werten ergibt sich daraus ein Wert von n = 4835 (siehe Anhang 5). Es fällt auf, dass die meisten Befragten (3476) in Vollzeit beschäftigt sind (also 69,5%). Nur 1359 (27,2%) der Teilnehmer sind in Teilzeit beschäftigt.

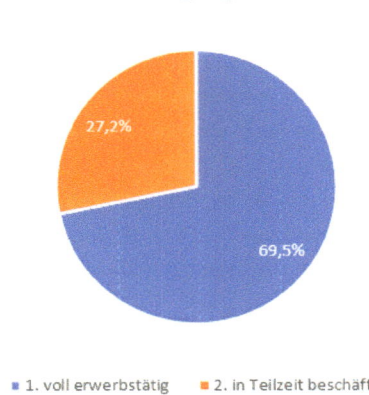

Abbildung 2: Häufigkeitsverteilung des Beschäftigungsstatus (Quelle: Eigene Darstellung)

<u>Büroarbeitsplatz [W15A204]:</u> Durch diese Variable kann erfasst werden, wie die Häufigkeitsverteilung der Befragten hinsichtlich eines Büroarbeitsplatzes aussieht. Dabei waren die Antwortoptionen „Ja", „Nein", „Teils-teils" sowie „keine Angabe" möglich. Für diese Untersuchung wird ebenfalls nur die Verteilung zwischen „Ja" und „Nein" betrachtet, wodurch die anderen Möglichkeiten als fehlende Werte definiert wurden. Dadurch fallen 491 Befragte weg und n = 4507 (siehe Anhang 6). Bei der Betrachtung ist auffällig, dass die Werte Büroarbeitsplatz („Ja") und kein Büroarbeitsplatz („Nein") fast gleich verteilt sind. 2220 (44,4%) der Befragten haben einen Büroarbeitsplatz, während 2287 (45,7%) Personen über eine Anstellung außerhalb eines Büros verfügen.

Büroarbeitsplatz

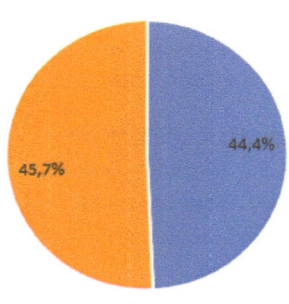

■ Ja ■ Nein

Abbildung 3: Häufigkeitsverteilung Büroarbeitsplatz oder kein Büroarbeitsplatz (Quelle: Eigene Darstellung)

<u>Führungskraft mit Personalverantwortung [W15A205]:</u> Durch diese Variable wird erfasst, ob die Befragten Führungskräfte mit Personalverantwortung sind oder nicht. Demgemäß werden wieder nur die Antwortoptionen „Ja" und „Nein" in der deskriptiven Statistik berücksichtigt. „Weiß nicht" und „keine Angabe" werden erneut als fehlende Werte definiert, woraufhin n = 4987 ergibt (siehe Anhang 7). In dem Kreisdiagramm wird veranschaulicht, dass es bei den Befragten deutlich mehr Führungskräfte ohne Personalverantwortung gibt – 3818 (76,4%) haben keine Personalverantwortung, während nur 1169 (23,4%) Personalverantwortung besitzen.

Führungskraft mit Personalverantwortung

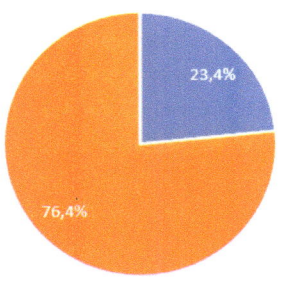

Ja   Nein

Abbildung 4: Häufigkeitsverteilung Führungskraft mit oder ohne Personalverantwortung
(Quelle: Eigene Darstellung)

Branchengruppe [W15sek2]: Als letztes werden die zwei unterschiedlichen Branchengruppen bezüglich der Häufigkeitsverteilung betrachtet, weil diese Variable für die Regressionsanalyse verwendet wird. Die Variable gibt eine Auskunft darüber, ob die Befragten in der „Landwirtschaft und Produktion" oder bei „Dienstleistungen" tätig sind. Als fehlende Werte wurde die Antwortmöglichkeit „nicht eindeutig zuordenbar" festgelegt. Insgesamt werden dadurch 4862 Befragte (n = 4862) berücksichtigt (siehe Anhang 8). 1338 der Befragten (26,8%) geben an, dass sie in der Landwirtschaft und Produktion tätig sind. Wiederum 3524 (70,5%) besitzen eine Anstellung in der Dienstleistungsbranche.

2 Branchengruppen

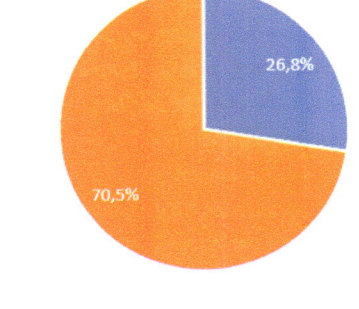

Landwirtschaft und Produktion   Dienstleistungen

Abbildung 5: Häufigkeitsverteilung der zwei Branchengruppen (Quelle: Eigene Darstellung)

4.2 Gesundheitliche Beschwerden in Abhängigkeit unterschiedlicher Beschäftigungsvariablen

Bevor die Ergebnisse der inferenzstatistischen Verfahren dargestellt werden, werden zunächst kurz bivariate deskriptive Statistiken der Variablen mittels einer Kreuztabelle veranschaulicht. Dabei werden nur die Antwortoptionen „Fast immer", „Eher häufig", „Eher selten" und „Fast nie" berücksichtigt. Die anderen Angaben inklusive „Nicht sicher ob arbeitsbedingt" werden als fehlende Werte formuliert, da es in der Untersuchung nur um gesundheitliche Beschwerden im Zusammenhang mit der Arbeitsanstellung geht. Die Daten lassen sich inklusive der fehlenden Werte für einen Überblick nochmal im Anhang finden (siehe Anhang 9-11).

		Häufigkeit der gesundheitlichen Beschwerden			
		Fast immer	Eher häufig	Eher selten	Fast nie
Beschäftigungsstatus	Voll erwerbstätig	178	697	1269	1291
	In Teilzeit beschäftigt	64	272	511	492
Büroarbeitsplatz	Ja	72	403	798	919
	Nein	163	482	837	770
Führungskraft mit Personalverantwortung	Ja	55	224	399	478
	Nein	194	759	1424	1391

Tabelle 1: Gegenüberstellung der Beschäftigungsvariablen und der Häufigkeit gesundheitlicher Beschwerden (Quelle: Eigene Darstellung)

In der Tabelle können auf den ersten Blick keine signifikanten Unterschiede zwischen den verschiedenen Gruppen festgestellt werden, weil berücksichtigt werden muss, dass die Gruppen Voll erwerbstätig und in Teilzeit beschäftigt sowie Führungskraft mit Personalverantwortung oder ohne in der Umfrage nicht gleich verteilt sind. Bei den Büroangestellten lässt sich lediglich eine Tendenz beschreiben, dass sie seltener über gesundheitliche Beschwerden klagen (niedrigere Angabe bei „fast immer" und höhere Angabe bei „fast nie"). Im nächsten Schritt wird der t-Test eingesetzt, um Aussagen über die Signifikanz und über die dahinterstehende Population treffen zu können.

Zunächst werden die Ergebnisse der Normalverteilung betrachtet. Dabei testet der Kolmogorov-Smirnov und der Shapiro-Wilk Test mit der Nullhypothese, dass eine Normalverteilung vorliegt.

Dabei gilt:

H0 = Es besteht eine Normalverteilung in den zu untersuchenden Variablen

H1 = Es besteht keine Normalverteilung in den zu untersuchenden Variablen

	Kolmogorov-Smirnov[a]			Shapiro-Wilk		
	Statistik	df	Signifikanz	Statistik	df	Signifikanz
Büroarbeitsplatz	,290	4768	,000	,764	4768	,000
Führungskraft mit Personalverantwortung	,473	4768	,000	,531	4768	,000
Beschäftigungsstatus	,428	4768	,000	,491	4768	,000
Häufigkeit gesundheitliche Beschwerden	,228	4768	,000	,833	4768	,000

Abbildung 6: Test auf Normalverteilung (Quelle: Ausgabe SPSS)

Dadurch, dass die Signifikanz bei allen Variablen 0 beträgt, muss die H0 verworfen werden, woraufhin keine Normalverteilung gegeben ist. Nichtsdestotrotz kann der t-Test verwendet werden, weil n = 4825 deutlich größer ist als n = 30.

Als nächstes werden die einzelnen Ergebnisse dargestellt und gleichzeitig die Varianzhomogenität mittels des Levene-Tests interpretiert.

H0 = Die Gruppen haben gleiche Varianzen

H1 = Die Gruppen haben unterschiedliche Varianzen

Den folgenden Abbildungen ist zu entnehmen, dass die Werte der Signifikanz des Levene-Tests bei 0,382, 0,463 und 0,063 liegen. Demgemäß sind sie größer als das Signifikanzniveau 0,05, woraufhin die Nullhypothese angenommen wird und die Gruppen gleiche Varianzen haben. Im nächsten Schritt werden die weiteren Ergebnisse der drei t-Tests betrachtet.

Häufigkeit gesundheitlicher Beschwerden und Beschäftigungsstatus:

H0 = Es gibt keine Unterschiede zwischen Voll- und Teilzeitbeschäftigten und der Anzahl der gesundheitlichen Beschwerden

H1 = Es gibt Unterschiede zwischen Voll- und Teilzeitbeschäftigen und der Anzahl der gesundheitlichen Beschwerden.

	Beschäftigungsstatus	N	Mittelwert	Std.-Abweichung	Standardfehle r des Mittelwertes
Häufigkeit gesundheitliche Beschwerden	voll erwerbstätig	3435	3,07	,884	,015
	in Teilzeit beschäftigt	1339	3,07	,870	,024

	F	Signifikanz	T	df	Sig. (2-seitig)
Varianzen sind gleich	,766	,382	,020	4772	,984
Varianzen sind nicht gleich			,021	2474,412	,984

Abbildung 7: t-Test der Variablen Beschäftigungsstatus und der Häufigkeit gesundheitlicher Beschwerden (Quelle: Ausgabe SPSS)

Dadurch, dass die Mittelwerte exakt die gleichen sind und die Standardabweichung sehr ähnlich ist, wird vermutet, dass es keine Unterscheide bei der Häufigkeit gesundheitlicher Beschwerden und dem Beschäftigungsstatus gibt. Dies wird durch die 2-seitige Signifikanz 0,984 bestätigt, woraufhin die Alternativhypothese verworfen und die Nullhypothese angenommen wird. Nach der Berechnung von Cohen's d wurde das Ergebnis erlangt, dass die Effektstärke ebenfalls bei 0 liegt.

Häufigkeit gesundheitlicher Beschwerden und Büroarbeitsplatz:

H0 = Es gibt keine Unterschiede zwischen Büroarbeitsplatz vs. kein Büroarbeitsplatz und der Anzahl der gesundheitlichen Beschwerden

H1 = Es gibt Unterschiede zwischen Büroarbeitsplatz vs. kein Büroarbeitsplatz und der Anzahl der gesundheitlichen Beschwerden.

	Büroarbeitsplatz	N	Mittelwert	Std.-Abweichung	Standardfehle r des Mittelwertes
Häufigkeit gesundheitliche Beschwerden	Ja	2192	3,17	,840	,018
	Nein	2252	2,98	,920	,019

	F	Signifikanz	T	df	Sig. (2-seitig)
Varianzen sind gleich	,538	,463	7,056	4442	,000
Varianzen sind nicht gleich			7,064	4424,422	,000

Abbildung 8: t-Test der Variablen Büroarbeitsplatz vs. kein Büroarbeitsplatz und der Häufigkeit gesundheitlicher Beschwerden (Quelle: Ausgabe SPSS)

Bei dem Vergleich der beiden Gruppen fällt auf, dass sich die Mittelwerte und die Standardabweichung voneinander unterschieden. Demnach tendieren Büroangestellte eher dazu, über weniger gesundheitliche Beschwerden zu klagen, als Angestellte außerhalb eines Büros. Durch die Signifikanz (2-seitig) von 0 wird die Nullhypothese verworfen und die Alternativhypothese angenommen, demgemäß Unterschiede in den Gruppen vorzufinden sind. Die Effektstärke liegt bei 0,215 – demnach liegt ein kleiner Effekt vor.

Häufigkeit gesundheitlicher Beschwerden und Führungskräfte mit Personalverantwortung:

H0 = Es gibt keine Unterschiede zwischen Angestellten mit Personalverantwortung vs. ohne Verantwortung und der Anzahl der gesundheitlichen Beschwerden

H1 = Es gibt Unterschiede zwischen Angestellten mit Personalverantwortung vs. ohne Personalverantwortung und der Anzahl der gesundheitlichen Beschwerden

	Führungskraft mit Personalverantwortung	N	Mittelwert	Std.-Abweichung	Standardfehler des Mittelwertes
Häufigkeit gesundheitliche Beschwerden	Ja	1156	3,12	,885	,026
	Nein	3768	3,06	,879	,014

	F	Signifikanz	T	df	Sig. (2-seitig)
Varianzen sind gleich	3,453	,063	2,021	4922	,043
Varianzen sind nicht gleich			2,014	1906,767	,044

Abbildung 9: t-Test der Variablen Führungskraft mit oder ohne Personalverantwortung und der Häufigkeit gesundheitlicher Beschwerden (Quelle: Ausgabe SPSS)

Bei der Analyse dieses Ergebnisses verhält es sich ähnlich wie bei dem vorangegangen t-Test. Die Mittelwerte der untersuchten Gruppen liegen relativ nahbeieinander. Dadurch, dass die Signifikanz (2-seitig) mit 0,043 unter 0,05 liegt, wird die Nullhypothese verworfen und die Alternativhypothese vorläufig angenommen. Für diese Variablen wurde eine Effektstärke von 0,068 erzielt, woraufhin von fast keinem Effekt gesprochen werden kann.

4.3 Durchschnittliches Gesundheitsverhalten der Mitarbeiter

In dem theoretischen Teil konnten keine genauen Aussagen darüber getroffen werden, inwiefern sich deutsche Angestellte an Sicherheitsvorschriften und ähnliches halten. Aus diesem Grund wird im folgenden Unterkapitel eine neue Variable für das durchschnittliche Gesundheitsverhalten berechnet. Hierfür wird der Mittelwert (das arithmetische Mittel) aus den vorhandenen Variablen W15A700a bis W15A700d gebildet. Dabei wurden ebenfalls die Antwortoptionen „Weiß nicht" und „Keine Angabe" als fehlende Werte definiert, um möglichst präzise Ergebnisse zu erhalten. Nachdem die individuellen Durchschnittswerte der Befragten von SPSS berechnet wurden, geht es nun darum, kurz die deskriptiv statistischen Werte zu veranschaulichen.

	N	Minimum	Maximum	Mittelwert	Std.-Abweichung
Gesundheitsverhalten	4989	1,00	4,00	1,8085	,60759
Gültige Werte (Listenweise)	4989				

Abbildung 40: Deskriptive Statistik des durchschnittlichen Gesundheitsverhaltens (Quelle: Ausgabe SPSS)

Es wurden 4989 der Befragten bei der Analyse berücksichtigt (n = 4989), wobei das Minimum für das durchschnittliche Gesundheitsverhalten bei 1,0 und das Maximum bei 4,0 liegt. Die Standardabweichung beträgt 0,607. Der Mittelwert für das durchschnittliche Gesundheitsverhalten aller Befragten liegt bei 1,8085. Dementsprechend tendieren die Befragten eher dazu, sich in dem Betrieb an geltende Arbeitsschutzvorschriften zu halten, sie machen Vorschläge, wie sich die Sicherheit und der Gesundheitsschutz verbessern lassen, sie greifen ein, wenn sich andere sicherheitswidrig verhalten und sie fühlen sich eher mitverantwortlich für die Sicherheit und den Gesundheitsschutz im Betrieb (vgl. Antwortoptionen aus Anhang 4).

4.4 Regressionsanalyse zur Vorhersage des Gesundheitsverhaltens

In diesem Kapitel wird die neu ausgerechnete Variable des durchschnittlichen Gesundheitsverhaltens in einer multiplen linearen Regressionsanalyse als abhängige Variable genutzt. Es ist das Ziel, anhand der Variablen Alter [W15alter], Geschlecht [W15geschl], Branchengruppe [W15sek2] und Führungsverantwortung [W15A205] zu überprüfen, welche dieser Variablen einen signifikanten Beitrag zur Vorhersage des Gesundheitsverhaltens leisten.

Modellzusammenfassung

Modell	R	R-Quadrat	Korrigiertes R-Quadrat	Standardfehler des Schätzers
1	,231[a]	,053	,052	,59110

a. Einflußvariablen : (Konstante), Führungskraft mit Personalverantwortung, 2 Branchengruppen, Alter, Geschlecht

Abbildung 11: Modellzusammenfassung der multiplen linearen Regressionsanalyse (Quelle: Ausgabe SPSS)

Zunächst wird bei der Modellzusammenfassung auf das korrigierte R-Quadrat geschaut, da es sich um mehr als zwei Variablen handelt. Dabei liegt der Wert bei 0,053, woraufhin nur 5,3% der Varianz mit diesem Modell erklärt werden können.

ANOVA[a]

Modell		Quadratsum me	df	Mittel der Quadrate	F	Sig.
1	Regression	94,607	4	23,652	67,692	,000[b]
	Nicht standardisierte Residuen	1685,508	4824	,349		
	Gesamt	1780,115	4828			

a. Abhängige Variable: Gesundheitsverhalten

b. Einflußvariablen : (Konstante), Führungskraft mit Personalverantwortung, 2 Branchengruppen, Alter, Geschlecht

Abbildung 12: ANOVA-Tabelle der multiplen linearen Regressionsanalyse (Quelle: Ausgabe SPSS)

Die ANOVA-Tabelle (analysis of variance) gibt Aufschluss darüber, inwiefern die Ergebnisse des Modells signifikant sind. Hierbei wurde der Wert 0 ausgegeben, demgemäß das Modell einen signifikanten Beitrag zur Vorhersage für die abhängige Variable des durchschnittlichen Gesundheitsverhaltens leistet.

In der Koeffizienten-Tabelle wird im nächsten Schritt die Signifikanz der einzelnen Variablen in dem Modell betrachtet.

Koeffizienten[a]

Modell		Nicht standardisierte Koeffizienten		Standardisierte Koeffizienten		
		Regressions koeffizientB	Std.-Fehler	Beta	T	Sig.
1	(Konstante)	1,390	,064		21,820	,000
	Geschlecht	-,031	,018	-,025	-1,712	,087
	Alter	-,005	,001	-,092	-6,530	,000
	2 Branchengruppen	,159	,020	,117	7,939	,000
	Führungskraft mit Personalverantwortung	,252	,020	,176	12,422	,000

a. Abhängige Variable: Gesundheitsverhalten

Abbildung 13: Koeffizienten-Tabelle der multiplen linearen Regressionsanalyse (Quelle: Ausgabe SPSS)

Die Signifikanz der Variable Geschlecht liegt bei 0,087, weshalb dieses Ergebnis nicht signifikant ist und deshalb nicht berücksichtigt wird. Allerdings liegen die Werte der drei anderen Variablen alle bei 0 und können dementsprechend weiterverwendet werden. Durch den Regressionskoeffizient kann überprüft werden, ob ein positiver oder negativer

Zusammenhang vorzufinden ist und wie stark dieser ist. Demnach lassen sich die Ergebnisse folgendermaßen interpretieren:

<u>Variable Alter</u>: Die Erhöhung des Alters um ein Jahr reduziert den Wert des durchschnittlichen Gesundheitsverhaltens um 0,005 Einheiten.

<u>Variable Branchengruppen</u>, Referenzkategorie „Landwirtschaft und Produktion": Wenn ein Mitarbeiter aus der Branche „Landwirtschaft und Produktion" eine Einheit in Richtung der Branche „Dienstleistungen" geht, steigt das durchschnittliche Gesundheitsverhalten um 0,159.

<u>Variable Führungskraft mit Personalverantwortung</u>, Referenzkategorie „Ja": Sobald ein Angestellter mit Personalverantwortung eine Einheit in Richtung „Nein" bzw. ohne Personalverantwortung geht, dann steigt der Wert des durchschnittlichen Gesundheitsverhaltens um 0,252.

Es fällt schnell auf, dass ein abstraktes Umdenken bei den binären Nominalskalen erfordert wird, weil es in der Praxis unrealistisch ist, eine Einheit in Richtung einer anderen Branche oder in Richtung „ohne Personalverantwortung" zu gehen. Nichtsdestotrotz kann zusammenfassend festgehalten werden, dass das Geschlecht keinen signifikanten Beitrag und das Alter nur einen sehr geringen signifikanten Beitrag zu dem Gesundheitsverhalten leistet. Lediglich die Branche und die Personalverantwortung scheinen sich signifikant und gut zur Vorhersage zu eignen, wobei die Personalverantwortung eine noch größere Auswirkung als die Branche hat.

5 Diskussion

Das folgende Kapitel beinhaltet die Interpretation der Ergebnisse vor dem theoretischen Hintergrund. Des Weiteren wird eine kritische methodische Reflexion der Gütekriterien und der Fragebogenkonstruktion vorgenommen. Anschließend finden eine praktische Schlussfolgerung und ein Ausblick statt.

5.1 Interpretation vor dem theoretischen Hintergrund

Bereits in 2.1 wurden einige Beschäftigungsvariablen beschrieben, die einen besonders hohen Risikofaktor für den Gesundheitszustand darstellen sollen. Dabei wurde festgestellt, dass eine steigende Arbeitszeit mit einer höheren Anzahl gesundheitlicher Beschwerden einhergeht (vgl. Paridon, 2015). Dies spricht allerdings gegen die inferenzstatistische Analyse der Hausarbeit, laut welcher keine Unterschiede zwischen der Gruppe Vollzeit- und Teilzeitbeschäftigten bestehen.

Der Büroarbeitsplatz wurde ebenfalls als Risikofaktor beschrieben. In den Analysen wurde zwar ein Unterschied der Gruppen mit kleiner Effektstärke hervorgehoben, allerdings verhält es sich bei den Ergebnissen so, dass Büroangestellte seltener über gesundheitliche Beschwerden in Verbindung mit der Arbeit klagen. Ähnliche Vermutungen konnten sich über die Variable Führungskräfte mit Personalverantwortung ableiten lassen. Die Analysen haben jedoch dargestellt, dass es ebenfalls kaum Unterschiede zwischen den Gruppen gibt.

Zusammenfassend lässt sich anmerken, dass es nur, wenn überhaupt, sehr geringe Unterschiede bei den Gruppen gibt, weshalb die Ergebnisse kritisch betrachtet werden müssen. Dementsprechend können keine allgemeingültigen Aussagen über kausale Zusammenhänge der Beschäftigungsvariablen und der Häufigkeit gesundheitlicher Beschwerden getroffen, sondern lediglich Tendenzen dargestellt werden. Das Gleiche gilt für die Variable Alter bei der Regressionsanalyse zur Vorhersage des gezeigten Gesundheitsverhaltens, bei welcher nur eine marginale Beeinflussung festgestellt wurde. Lediglich die Variablen Branchengruppe und Führungskraft mit Personalverantwortung zeigen eine größere Tendenz zur Beeinflussung des Verhaltens. Zuletzt sei bei dem dargestellten Modell noch zu kritisieren, dass das korrigierte R-Quadrat nur bei 0,052 liegt und dementsprechend nur 5,2% der Varianz beschreiben kann. Je höher das R-Quadrat ist, desto eher würde sich das Modell zur Beschreibung der Varianz eignen. Des Weiteren wurden die umfangreichen Voraussetzungsprüfungen nicht durchgeführt, weshalb die Ergebnisse des Modells noch kritischer betrachtet werden sollten.

5.2 Methodische Reflexion der Gütekriterien

Zu den wichtigsten Gütekriterien gehört die Objektivität, die Reliabilität und die Validität, weshalb diese nun näher betrachtet werden.

In der Objektivität wird verlangt, „dass die Falsifikation einer Theorie in intersubjektiv nachvollziehbarerer Weise anhand von Daten und Argumenten erfolgen soll, so dass das Ergebnis der Theorieprüfung von den Einstellungen, Werten und Vorurteilen der einzelnen Forschenden gegenüber dem Forschungsgegenstand unabhängig ist" (Döring & Bortz, 2016, S. 46). Dabei wird zwischen der Durchführungs-, Auswertungs- und Interpretationsobjektivität unterschieden (Krebs & Menold, 2014, S. 490). In dieser Untersuchung kann von einer Durchführungsobjektivität ausgegangen werden, weil die Daten mittels einer Telefonbefragung und eines standardisierten Fragebogens durchgeführt wurden. Die Auswertungsobjektivität wird durch eine sorgfältige Dokumentation der Datenaufbereitung gewährleistet, welche bei diesem Datensatz zutrifft. Weitere kleine Änderungen hinsichtlich einiger Skalenniveaus und fehlender Werte wurden anschließend durchgeführt, sodass von einer Auswertungsobjektivität ausgegangen werden kann. Die Interpretationsobjektivität kann nie ganz sichergestellt werden, da Interpretationen grundsätzlich subjektiven Bewertungen unterliegen können (vgl. Krebs & Menold, 2014, S. 490).

Die Reliabilität einer Messung bezeichnet das „Ausmaß, in dem wiederholte Messungen eines Einstellungsobjekts zu gleichen Werten führen" (Krebs & Menold, 2014, S. 491). Eine sehr verbreitete Methode der Reliabilitätsschätzung ist die Cronbachs Alpha (Krebs & Menold, 2014, S. 495). Jedoch kann dies bei dem vorliegenden Fragebogen nicht nachvollzogen werden.

Durch die Validität wird das Ausmaß beschrieben, „in dem ein Messinstrument das Phänomen misst, das gemessen werden soll" (vgl. Krebs & Menold, 2014, S. 496). Bei der Validierung eines Messinstruments handelt es sich um eine umfassende Forschungsaufgabe, welche z. B. mit einer Hilfstheorie sichergestellt werden kann. Im Nachhinein ist dies aufgrund des Umfangs der Hausarbeit jedoch nicht durchführbar. Nichtsdestotrotz wird zusammenfassend davon ausgegangen, dass die Gütekriterien präzise eingehalten und berücksichtigt wurden, da es sich bei den Forschenden um erfahrene Wissenschaftler handelt.

5.3 Praktische Schlussfolgerungen und Ausblick

Abschließend lässt sich in der wissenschaftlichen Arbeit festhalten, dass deutsche Angestellte gesundheitlichen Risikofaktoren auf der Arbeit ausgesetzt sind. Nichtsdestotrotz hat die überwiegende Mehrheit der Befragten angegeben, dass sie eher selten oder fast nie über gesundheitliche Beschwerden klagen, was positiv und überraschend aufzunehmen ist. Dies kann damit zusammenhängen, dass die Gesundheit von Angestellten immer mehr in den Vordergrund rückt und Arbeitsunfähigkeitstage mithilfe von betrieblichem Gesundheitsmanagement oder individuellen Maßnahmen der Gesundheitsförderung vorgebeugt werden. Allerdings ist die Verbreitung solcher Maßnahmen in deutschen Unternehmen immer noch zu gering (vgl. Uhle & Treier, 2015, S. 11). Dementsprechend wäre es wichtig, dass der Stellenwert der Thematik zukünftig noch weiterwächst, sodass mehr Unternehmen solche Maßnahmen implementieren. Die Ergebnisse der Datenerhebung konnten zeigen, dass es keinen Grund für Pessimismus hinsichtlich der Anzahl gesundheitlicher Beschwerden geben muss, sondern gezielt an einigen Faktoren gearbeitet werden kann, um das gesundheitliche Wohlbefinden deutscher Angestellter weiterhin zu verbessern.

Anhänge

Anhang 1: Umfrage zu krankheitsvorbeugenden Lebensweisen nach Altersklassen 2018 (Quelle: Statista, 2019)

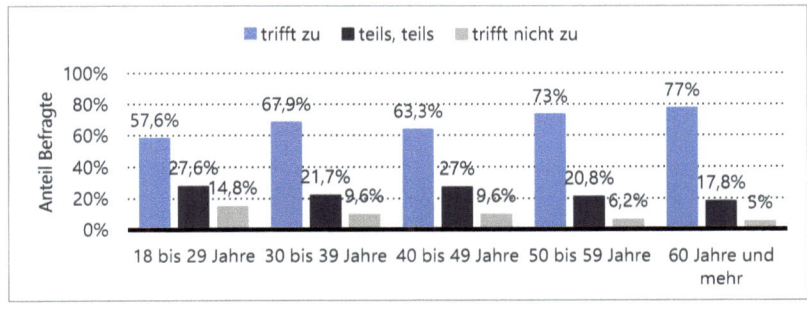

Anhang 2: Deskriptive Statistik der Variable Geschlecht (Quelle: Ausgabe in SPSS)

Geschlecht

		Häufigkeit	Prozent	Gültige Prozente	Kumulierte Prozente
Gültig	Männlich	2086	41,7	41,7	41,7
	Weiblich	2914	58,3	58,3	100,0
	Gesamt	5000	100,0	100,0	

Anhang 3: Deskriptive Statistik der Variable Alter (Quelle: Ausgabe in SPSS)

Statistiken

Alter

N	Gültig	4985
	Fehlend	15
Mittelwert		47,24
Standardfehler des Mittelwerts		,148
Median		49,00
Modus		52
Std.-Abweichung		10,483
Minimum		15
Maximum		80

Anhang 4: Auszug aus dem Fragebogen zu dem Gesundheitsverhalten und der Häufigkeit gesundheitlicher Beschwerden (Quelle: Aufgabenstellung Quantitative Datenanalyse)

Wenn Sie einmal ganz allgemein an Ihr Verhalten in der <u>täglichen Arbeit</u> denken: Welchen der folgenden Aussagen stimmen Sie zu?

	Trifft voll und ganz zu	Trifft eher zu	Trifft eher nicht zu	Trifft überhaupt nicht zu	WN	KA
	1	2	3	4	8	9
A Ich halte mich an die in meinem Betrieb [**wenn W15A207=1**: meiner Dienststelle] geltenden Arbeitsschutzvorschriften.	☐	☐	☐	☐	☐	☐
B Ich mache Vorschläge, wie sich die Sicherheit und der Gesundheitsschutz verbessern lassen.	☐	☐	☐	☐	☐	☐
C Wenn ich sehe, dass sich andere sicherheitswidrig verhalten, greife ich sofort ein.	☐	☐	☐	☐	☐	☐
D Ich fühle mich mitverantwortlich für die Sicherheit und den Gesundheitsschutz im Betrieb [**wenn W15A207=1**: in der Dienststelle].	☐	☐	☐	☐	☐	☐

Nun kurz zu Ihrer gesundheitlichen Situation: Wie häufig haben Sie gesundheitliche Beschwerden, die Sie ganz oder teilweise auf Ihre Arbeitsbedingungen zurückführen?

Fast immer	Eher häufig	Eher selten	Fast nie	WN	KA
1	2	3	4	8	9
☐	☐	☐	☐	☐	☐

7   ## ZP ist nicht sicher, ob Probleme auf Arbeitsbedingungen zurückgehen   ☐

Anhang 5: Häufigkeitsverteilung der Variable Beschäftigungsstatus (Quelle: Ausgabe in SPSS)

Beschäftigungsstatus

		Häufigkeit	Prozent	Gültige Prozente	Kumulierte Prozente
Gültig	voll erwerbstätig	3476	69,5	71,9	71,9
	in Teilzeit beschäftigt	1359	27,2	28,1	100,0
	Gesamt	4835	96,7	100,0	
Fehlend	Weiß nicht	4	,1		
	Keine Angabe	4	,1		
	System	157	3,1		
	Gesamt	165	3,3		
Gesamt		5000	100,0		

Anhang 6: Häufigkeitsverteilung der Variable Büroarbeitsplatz (Quelle: Ausgabe in SPSS)

Büroarbeitsplatz

		Häufigkeit	Prozent	Gültige Prozente	Kumulierte Prozente
Gültig	Ja	2220	44,4	49,3	49,3
	Nein	2287	45,7	50,7	100,0
	Gesamt	4507	90,1	100,0	
Fehlend	Teils-teils	491	9,8		
	Keine Angabe	2	,0		
	Gesamt	493	9,9		
Gesamt		5000	100,0		

Anhang 7: Häufigkeitsverteilung der Variable Führungskraft mit Personalverantwortung (Quelle: Ausgabe in SPSS)

Führungskraft mit Personalverantwortung

		Häufigkeit	Prozent	Gültige Prozente	Kumulierte Prozente
Gültig	Ja	1169	23,4	23,4	23,4
	Nein	3818	76,4	76,6	100,0
	Gesamt	4987	99,7	100,0	
Fehlend	Weiß nicht	9	,2		
	Keine Angabe	4	,1		
	Gesamt	13	,3		
Gesamt		5000	100,0		

Anhang 8: Häufigkeitsverteilung der Variable Branchenzugehörigkeit (Quelle: Ausgabe in SPSS)

2 Branchengruppen

		Häufigkeit	Prozent	Gültige Prozente	Kumulierte Prozente
Gültig	Landwirtschaft und Produktion	1338	26,8	27,5	27,5
	Dienstleistungen	3524	70,5	72,5	100,0
	Gesamt	4862	97,2	100,0	
Fehlend	nicht eindeutig zuordenbar	138	2,8		
Gesamt		5000	100,0		

Anhang 9: Kreuztabelle der Variablen Beschäftigungsstatus und die Häufigkeit gesundheitlicher Beschwerden (Quelle: Ausgabe in SPSS)

		Häufigkeit gesundheitliche Beschwerden			
		Fast immer	Eher häufig	Eher selten	Fast nie
Beschäftigungsstatus	voll erwerbstätig	178	697	1269	1291
	in Teilzeit beschäftigt	64	272	511	492
	Weiß nicht	1	1	2	0
	Keine Angabe	0	1	1	1
Gesamt		243	971	1783	1784

Anhang 10: Kreuztabelle der Variablen Büroarbeitsplatz und die Häufigkeit gesundheitlicher Beschwerden (Quelle: Ausgabe in SPSS)

		Häufigkeit gesundheitliche Beschwerden			
		Fast immer	Eher häufig	Eher selten	Fast nie
Büroarbeitsplatz	Ja	72	403	798	919
	Nein	163	482	837	770
	Teils-teils	15	100	194	181
	Keine Angabe	0	0	1	1
Gesamt		250	985	1830	1871

Anhang 11: Kreuztabelle der Variablen Führungskraft mit Personalverantwortung und die Häufigkeit gesundheitlicher Beschwerden (Quelle: Ausgabe in SPSS)

| | | Häufigkeit gesundheitliche Beschwerden | | | |
		Fast immer	Eher häufig	Eher selten	Fast nie
Führungskraft mit	Ja	55	224	399	478
Personalverantwort ung	Nein	194	759	1424	1391
Gesamt		249	983	1823	1869

Literaturverzeichnis

Baltes-Götz, B. (2019). *Lineare Regressionsanalyse mit SPSS*. Zentrum für Informations-, Medien- und Kommunikationstechnologie (ZIMK) an der Universität Trier.

Budischewski, K., Ornau, F., & Tausch, A. (2019). *SPSS*. SRH Fernhochschule Riedlingen.

Bundesanstalt für Arbeitsschutz und Arbeitsmedizin (BAuA) (2010). *Well-being in the Office. Health and Safety at Work in the Office*. Dortmund: Federal Institute for Occupational Safety and Health.

Cleff, T. (2015). *Deskriptive Statistik und Explorative Datenanalyse. Eine computergestützte Einführung mit Excel, SPSS und STATA* (3. Überarb. und erw. Aufl.). Wiesbaden: Gabler Verlag.

Döring, N., & Bortz, J. (2016). *Forschungsmethoden und Evaluation in den Sozial- und Humanwissenschaften* (5. Aufl.). Berlin, Heidelberg: Springer-Verlag.

Eurofound (2017). Sixth European Working Conditions Survey – Overview report. Luxembourg: Publications Office of the European Union. Zugriff am 11.02.2021. Verfügbar unter https://www.eurofound.europa.eu/sites/default/files/ef_publication/field_ef_document/ef1634en.pdf

Hirsch-Kreinsen, H., & Wienzek, T. (2019). Arbeit 4.0: Segen oder Fluch? In Badura, B., Ducki, A., Schröder, H., Klose, J., & Meyer, M. (Hrsg.) *Fehlzeiten-Report 2019. Digitalisierung – gesundes Arbeiten ermöglichen* (S. 17-27). Berlin: Springer-Verlag.

Hünefeld, L. (2016). *Die Arbeitswelt als gesundheitliche Herausforderung. Arbeitsbedingungen als Einflussfaktoren auf den Gesundheitszustand und das Gesundheitsverhalten von Angestellten in Deutschland*. Fachbereich Gesellschaftswissenschaften der Johann-Wolfgang-Goethe-Universität zu Frankfurt am Main.

Janczyk, M., & Pfister, R. (2015). *Inferenzstatistik verstehen. Von A wie Signifikanztest bis Z wie Konfidenzintervall* (2. Überarb. und erw. Aufl.). Berlin, Heidelberg: Springer-Verlag.

Janetzke, H., & Ertel, M. (2017). *Psychosoziale Belastungen im Fokus. Neue Perspektiven der Gefährdungsbeurteilung im europäischen Vergleich*. Wiesbaden: Springer VS.

Jansen, R. (1999). Arbeitsbelastungen und Arbeitsbedingungen. In Badura, B., Litsch, M., & Vetter, C. (Hrsg.) *Fehlzeiten-Report 1999. Psychische Belastungen am*

Arbeitsplatz. Zahlen, Daten, Fakten aus allen Branchen der Wirtschaft. (S. 5-31). Berlin, Heidelberg: Springer-Verlag.

Kosfeld, R., Eckey, H. F., & Türck, M. (2016). *Deskriptive Statistik. Grundlagen – Methoden – Beispiele – Aufgaben* (6. Aufl.). Wiesbaden: Springer Gabler.

Krebs, D., & Menold, N. (2014). Gütekriterien quantitativer Sozialforschung. In Baur, N., & Blasius, J. (Hrsg.) *Handbuch Methoden der empirischen Sozialforschung* (2. Aufl.) (S. 489-505). Wiesbaden: Springer VS.

Kuhn, D., & Sommer, D. (Hrsg.) (2004). *Betriebliche Gesundheitsförderung. Ausgangspunkte – Widerstände – Wirkungen.* Wiesbaden: Gabler.

Leonhart, R. (2017). *Quantitative Verfahren.* SRH Fernhochschule Riedlingen.

Metz, R., & Thome, H. (2014). Zeitreihenanalyse. In Baur, N., & Blasius, J. (Hrsg.) *Handbuch Methoden der empirischen Sozialforschung* (2. Aufl.) (S. 1451-1467). Wiesbaden: Springer VS.

Paridon, H. (2015). *Arbeitszeit und Gesundheit: Befunde zu Dauer, Lage und Variabilität.* Dresden: Institut für Arbeit und Gesundheit der Deutschen Gesetzlichen Unfallversicherung (IAG).

Robert Koch-Institut (Hrsg.) (2016). *Gesundheit in Deutschland – die wichtigsten Entwicklungen. Gesundheitsberichterstattung des Bundes.* Gemeinsam getragen von RKI und Destatis. Berlin: RKI. Zugriff am 10.02.2021. Verfügbar unter https://www.gbe-bund.de/pdf/kurzfassung_gesber_2015.pdf

Sommer, S., & Schmitt-Howe, B. (2018). Betriebs- und Beschäftigtenbefragung 2015 im Rahmen der Dachevaluation der Gemeinsamen Deutschen Arbeitsschutzstrategie (GDA) – Strategieperiode II. Zugriff am 05.01.2021. Verfügbar unter https://dbk.gesis.org/dbksearch/SDesc2.asp?DB=D&no=6759

Statista (Hrsg.) (2019). Umfrage zu krankheitsvorbeugenden Lebensweisen nach Altersklassen 2018. Zugriff am 07.02.2021. Verfügbar unter https://de.statista.com/statistik/daten/studie/1050118/umfrage/umfrage-zu-krankheitsvorbeugenden-lebensweisen-nach-altersklassen/

Stoetzer, M-W. (2017). *Regressionsanalyse in der empirischen Wirtschafts- und Sozialforschung Band 1. Eine nichtmathematische Einführung mit SPSS und Stata.* Berlin: Springer Gabler.

Uhle, T., & Treier, M. (2015). *Betriebliches Gesundheitsmanagement. Gesundheitsförderung in der Arbeitswelt – Mitarbeiter einbinden, Prozesse gestalten, Erfolge messen* (3. überarb. und erw. Auflage). Berlin, Heidelberg: Springer-Verlag.

Universität Zürich (2020). *Methodenberatung. Multiple Regressionsanalyse.* Zugriff am
02.02.2021. Verfügbar unter
https://www.methodenberatung.uzh.ch/de/datenanalyse_spss/zusammenhaenge/mr
eg.html

VBG- Verwaltungs-Berufsgenossenschaft (2018). Gesundheit im Büro. Fragen und
Antworten. Zugriff am 25.01.2021. Verfügbar unter
https://www.vbg.de/SharedDocs/Medien-
Center/DE/Broschuere/Themen/Bildschirm_und_Bueroarbeit/Gesundheit_im_Buero.
pdf?__blob=publicationFile&v=21

WHO - Weltgesundheitsorganisation (1948). *Präambel zur Satzung.* Genf.

Zimber, A., & Hentrich, S. (2015). *Psychische Gesundheit von Führungskräften:
Ergebnisbericht zur PsyGeMa-Studie.* Fakultät für Angewandte Psychologie. SRH
Hochschule Heidelberg.

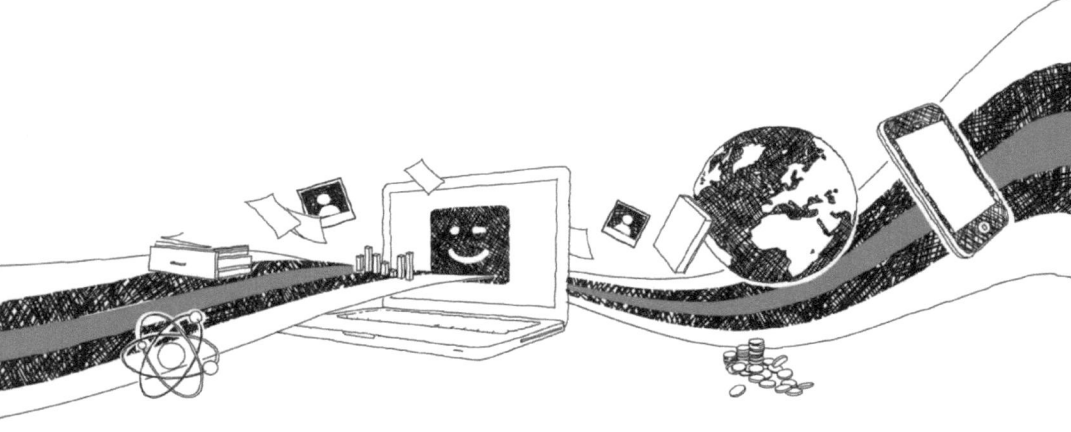
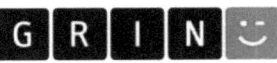